essentials

essentials liefern aktuelles Wissen in konzentrierter Form. Die Essenz dessen, worauf es als „State-of-the-Art" in der gegenwärtigen Fachdiskussion oder in der Praxis ankommt. *essentials* informieren schnell, unkompliziert und verständlich

- als Einführung in ein aktuelles Thema aus Ihrem Fachgebiet
- als Einstieg in ein für Sie noch unbekanntes Themenfeld
- als Einblick, um zum Thema mitreden zu können

Die Bücher in elektronischer und gedruckter Form bringen das Expertenwissen von Springer-Fachautoren kompakt zur Darstellung. Sie sind besonders für die Nutzung als eBook auf Tablet-PCs, eBook-Readern und Smartphones geeignet. *essentials:* Wissensbausteine aus den Wirtschafts-, Sozial- und Geisteswissenschaften, aus Technik und Naturwissenschaften sowie aus Medizin, Psychologie und Gesundheitsberufen. Von renommierten Autoren aller Springer-Verlagsmarken.

Weitere Bände in der Reihe http://www.springer.com/series/13088

Andreas Leschnik

Visuelle Wahrnehmung

Grundlagen, Clinical Reasoning und Intervention im Kindes- und Jugendalter

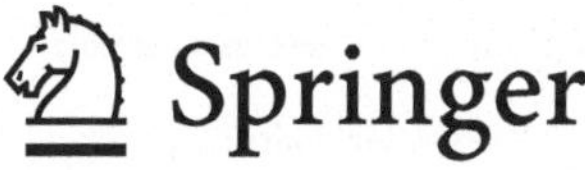

Andreas Leschnik
Großrosseln, Deutschland

ISSN 2197-6708   ISSN 2197-6716   (electronic)
essentials
ISBN 978-3-658-30876-6   ISBN 978-3-658-30877-3   (eBook)
https://doi.org/10.1007/978-3-658-30877-3

Die Deutsche Nationalbibliothek verzeichnet diese Publikation in der Deutschen Nationalbibliografie; detaillierte bibliografische Daten sind im Internet über http://dnb.d-nb.de abrufbar.

Planung/Lektorat: Eva-Maria Kania
Springer ist ein Imprint der eingetragenen Gesellschaft Springer Fachmedien Wiesbaden GmbH und ist ein Teil von Springer Nature.
Die Anschrift der Gesellschaft ist: Abraham-Lincoln-Str. 46, 65189 Wiesbaden, Germany

Was Sie in diesem *essential* finden können

- Grundlagen des physiologischen/neuronalen Sehens und der Wahrnehmungsverarbeitung
- Formen von visuellen Wahrnehmungsstörungen
- Hypothetisch-deduktive Clinical Reasoning für Kinder und Jugendliche mit visuellen Wahrnehmungsstörungen
- Interventionsmöglichkeiten für Kinder- und Jugendliche mit visuellen Wahrnehmungsstörungen

Inhaltsverzeichnis

Einleitung

1

Das optische System mit seiner physiologischen Reizaufnahme, Verarbeitung und Speicherung ist das wichtigste Sinnessystem des Menschen und auch das am intensivsten erforschte. Das optische System verarbeitet bis zu 80 % der Informationen über die Außenwelt. Es nimmt mit 32 Arealen mehr als die Hälfte der gesamten Cortexoberfläche ein. Deshalb ist es umso erstaunlicher, dass die ICD-10 hierfür noch keinen Diagnoseschlüssel hat, geschweige denn Kriterien für eine Diagnostik. Dabei soll doch die ICD-10 versuchen Begriffe für Krankheiten zu bilden. Gründe für Probleme heraus kristallisieren und eine Therapieidee entwickeln. Aber wie kann man eine Therapieidee entwickeln, wenn keine adäquate Diagnose vorhanden ist? Es bleibt einem als Behandler nichts anderes übrig, als im Trüben zu fischen. D. h. die Therapie kann dann zum einen aus Beobachtungen und Erzählungen aufgebaut werden. Das wäre dann ein narrativer Therapieansatz. Oder man nimmt standardisierte Testverfahren zur Hand. Die Subtests die zwei Standardabweichungen unterhalb des Leistungsniveaus liegen, könnten dann als Behandlungsansatz genommen werden. Das wäre dann ein psychometrischer Therapieansatz. Der psychometrische Ansatz therapiert allerdings nur eine Teilleistung. Bei diesem Therapieansatz ist der Effekt auf Partizipation und Umwelt nicht hoch. Die Kombination aus beiden Bereichen scheint dann doch eher sinnvoll zu sein. Aber das alles hört sich vage an und schnell begibt man sich auf den Pfad der Unsicherheit. Dieses Buch soll dazu dienen ein wenig Sicherheit im Umgang mit den visuellen Wahrnehmungsstörungen zu bekommen.

In Kap. 2 und 3 werden die Grundlagen des physiologischen/neuronalen Sehens und die Wahrnehmungsverarbeitung erklärt. Kap. 4 gibt einen kurzen Überblick über die kindliche Entwicklung des visuellen Systems. Kap. 5 zeigt

1

auf, welche Formen von visuellen Wahrnehmungsstörungen es gibt. In Kap. 6 zeigt das hypothetisch-deduktive Clinical Reasoning den Prozess zum Erstellen einer therapeutischen Diagnose. Das letzte Kapitel bietet Interventionsmöglichkeiten für die Therapie bei visuellen Wahrnehmungsstörungen von Kindern.

2.1 Physiologisches Sehen

2.1.1 Aufbau des Auges

Früher wurde das Auge mit einem Fotoapparat verglichen. Würde man aber an der lichtempfindlichen Stelle des Auges der Retina einen Farbfilm legen, erhielte man nur bedingt ein brauchbares Bild, weil die physikalisch- optische Qualität schlecht ist. Das Auge mit einer Kamera zu vergleichen ist nicht mehr haltbar, weil Sehen zu einer dreidimensionalen Wahrnehmung der Umwelt führt und sich somit zu der zweidimensionalen Abbildung auf der Retina unterscheidet.

Das optische System besteht aus Kornea (Hornhaut), vorderer/hinterer Augenkammer (enthalten Kammerwasser) und Linse. Lichtwellen erreichen das Auge und werden von der Linse gebrochen, sodass ein umgekehrtes Bild auf der Retina (Netzhaut) entsteht. Das Auge wird über die Augenmuskeln in der Lichtachse ausgerichtet, sodass an der Retina die Stelle des schärfsten Sehens (Fovea centralis) getroffen wird.

Die Irismukulatur bestimmt reflektorisch die Pupillenweite. Bei großer Helligkeit wird die Pupille enger, bei geringer Helligkeit wird sie weiter.

In normaler Ruhestellung werden nur ferne Gegenstände scharf auf der Retina abgebildet. Für die Naheinstellung wird die Brechkraft über eine Zunahme der Krümmung der Linsenoberfläche verändert. D. h. bei gewölbter Linsenoberfläche haben wir eine Nahakkommodation und bei flacher Linsenoberfläche eine Fernakkommodation. Abb. 2.1 zeigt den Aufbau des Auges im Überblick.

© Der/die Herausgeber bzw. der/die Autor(en), exklusiv lizenziert durch
Springer Fachmedien Wiesbaden GmbH, ein Teil von Springer Nature 2020
A. Leschnik, *Visuelle Wahrnehmung*, essentials,
https://doi.org/10.1007/978-3-658-30877-3_2

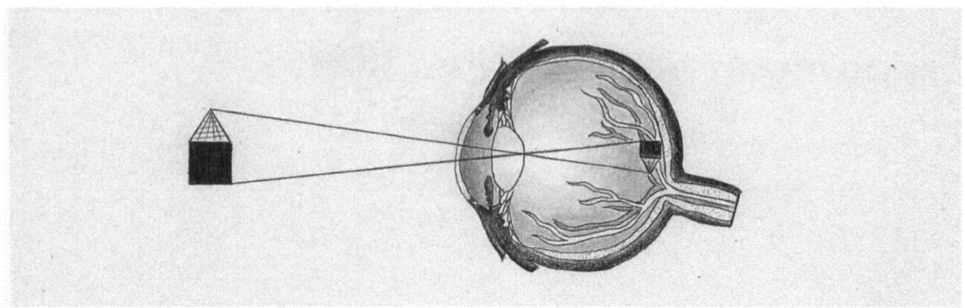

Abb. 2.1 Aufbau des Auges. (Eigene Darstellung an Anlehnung nach N. Bierbaumer und Schmidt 2010)

2.1.2 Blickmotorik und Okulomotorik

Das einzelne Auge kann eine vertikale, horizontale und torsionale (gedrehte) Bewegung über sechs Muskeln ausführen. Wobei durch die Kombination von vertikaler und horizontaler Bewegung noch eine diagonale Bewegung entsteht. Die Augenmuskeln dienen zum einen dazu, die Sehachsen beider Augen zueinander zu verschieben (Vergenzbewegungen). Zum andern dienen sie dazu, beide Augen gemeinsam zu bewegen (konjugierende Augenbewegungen).

Die **Vergenzbewegungen** unterscheiden sich in Divergenz (hier stehen die Sehachsen parallel auf einem Fixationspunkt in der Ferne) und in Konvergenz (hier stehen die Sehachsen angewinkelt zum Fixationspunkt in der Nähe). Die Konvergenzbewegungen sind mit der Kontraktion des Ziliarmuskels verbunden. Bei den **konjugierenden Augenbewegungen** vollziehen beide Augen gleichzeitig eine Bewegung nach oben, unten, links oder rechts, um den Raum nach Fixpunkten zu analysieren. Diese Bewegungen werden ruckartig in kurzen Sprüngen von einem Fixationspunkt zum andern (Sakkaden) durchgeführt. Eine Sakkade dauert von 15 ms bis zu 100 ms, zwischen den Sakkaden treten sog. Fixationsperioden auf von 0,15 bis 2 s. Proportional liegt diese Dauer zu einer Winkelbewegung von 3 Winkelminuten und 90°. Die Latenzzeit zwischen visueller Auflösung und einer Sakkade beträgt ca. 200 ms. Große Sakkaden werden von Kopfbewegungen begleitet.

Den periodischen Wechsel zwischen langsamen Augenfolgebewegungen und Sakkaden wird Nystagmus genannt. Hier wird zwischen optokinetischem Nystagmus und vestibulärem Nystagmus unterschieden.

Der **optokinetische Nystagmus** wird durch die Bewegung eines optischen Reizes ausgelöst. Die Richtung des Nystagmus wird nach der Bewegungsrichtung der Sakkade (Vor- oder Rückstellsakkade) angegeben.

Der **vestibuläre Nystagmus** wird durch eine Drehbewegung ausgelöst. Auch hier haben wir einen optokinetischen Reiz durch die Relativbewegung, allerdings auch eine sehr starke vestibuläre Komponente, da nämlich die horizontalen Bogengänge des vestibulären Systems aktiviert werden. Beim **postrotatorischen Nystagmus** (längere gleichförmige Drehung) kann gemessen werden, ob der Patient einen unphysiologischen Nystagmus aufweist. Dieser zeigt sich in erhöhter oder niedriger Sakkadenzahl, begleitet wird dies meist von Schwindel oder Gleichgewichtsstörungen.

Bewegung wird nur wahrgenommen, wenn wir erstens ein bewegtes Objekt mit gleitenden Augenfolgebewegungen auf der Fovea centralis fixieren, und zweitens, wenn sich das Abbild eines Gegenstands über die Netzhaut bewegt. Bei Kopf- und Augenbewegungen bewegt sich die Umwelt nicht mit, obwohl sich diese Umweltbilder auf der Netzhaut verschieben. Das liegt daran, dass Signale von den blickmotorischen Zentren zur Bewegungssteuerung der Augen mit den retinalen Bewegungsmeldungen so verrechnet werden, dass keine Bewegung wahrgenommen wird.

2.2 Neuronales Sehen

2.2.1 Periphere Sehverarbeitung

Die Retina ist ein neuronales Netzwerk. Diese enthält zwei Typen von Fotosensoren, die der Stäbchen und die der Zapfen, sowie ein Netzwerk aus nachgeschalteten Nervenzellen, dessen letzte Schicht die Ganglienzellen bilden. Die Axone (Nervenfasern) der Ganglienzellen sammeln sich in der Fovea centralis zum Sehnerv (N. opticus). Die Sensorschicht des menschlichen Auges besteht aus 120 Mio. Stäbchen und 6 Mio. Zapfen. Stäbchen und Zapfen sind ähnlich aufgebaut. Die Außenglieder der Sensorzelle bestehen aus ca. 1000 Membranscheibchen (Stäbchen) bzw. Membranfaltungen (Zapfen). Hier sind die Sehfarbstoffe eingelagert. Über das Zilium (Gewebsbrücke) sind die Außenglieder mit dem Zellkörper verbunden. Sobald das Licht von Rhodopsin (Sehpurpur) absorbiert wird, zerfällt dieser in das farblose Opsin und Vitamin A. Unter Energieaufwand werden diese Stoffe wieder aufgebaut. Bei großer Helligkeit ist Rhodopsin fast ausgebleicht, in der Dunkelheit hat es seine Maximalkonzentration. D. h., je höher die Konzentration des Rhodopsin, desto größer die Lichtempfindlichkeit. Hierin liegt die erste physiochemische Grundlage der Hell- Dunkel- Adaption.

Zwischen den Fotosensoren und den Ganglienzellen liegen drei weitere neuronale Zelltypen:

1. die Horizontalzellen
2. die Bipolarzellen
3. die Amakrinen.

Dieses Neuronennetzwerk lässt zwei Hauptflussrichtungen der Signalübertragung erkennen:

1. nach zentripedal von den Fotosensoren über die Bipolarzellen auf die Ganglienzellen und
2. nach quer verlaufend in den Schichten der Horizontalzellen und den Amakrinen (Assoziationszellen).

Dies bewirkt und ist einzigartig unter den Sinnessystemen, dass die neuronale Sinnesverarbeitung ausschließlich über langsame lokale Membranpotenziale und nicht über Aktionspotenziale läuft. Unterstützt wird dies noch mit einer starken Signalkonvergenz von 1 Million Ganglienzellen (und Nervenfasern) und ca. 125 Mio. Fotosensoren. Diese Vielzahl von komplexen Verknüpfungen erlauben dem Auge eine Aufarbeitung der Signale aus den Fotosensoren.

Die Axone der retinalen Ganglienzellen verlassen im Sehnerv das Auge, hier werden die Aktionspotenziale der visuellen Informationen an das Gehirn weitergeleitet.

2.2.2 Retinogenikuostriäre Sehbahn

Erregende und hemmende Impulse werden über den Tractus opticus in den Nucleus corporis geniculati lateralis übertragen. Von hier erstrecken sich drei Hauptbahnen. Die **erste Bahn,** die aus den Schichten der parvozellulären Schichten stammt (Parvo- Blob- Bahn) ist für Wahrnehmung von Farbe zuständig. Die **zweite Bahn,** die ihren Ausgangspunkt auch aus den parvozellulären Schichten (Parvo- Interblob- Bahn) hat, ist für die Wahrnehmung von Formen zuständig. Die **dritte Bahn,** die aus den magnozellulären Schichten (magnozelluläre Bahn) stammt, ist für die Identifizierung von Bewegungen und räumlicher Beziehungen zuständig. Von dort werden die Retinasignale umgeschaltet und auf die primäre Sehrinde weitergeleitet.

2.2.3 Somatotopische Gliederung

Reize aus der rechten Gesichtsfeldhälfte lassen Neurone der beiden linken Hälften der Retina erregen. Projektionsgebiet der Ganglienzellen aus der Retina in diesen Arealen ist das linke Corpus geniculatum laterale, von dort umgeschaltet verläuft die Erregung weiter in die linke Sehrinde. Reize auf beide Augen werden im Corpus laterale umgeschaltet, dann analog die linken Gesichtsfeldreize auf die rechte Sehrinde projiziert und umgekehrt.

2.2.4 Subkortikale Sehverarbeitung

Die Fasern von der nasalen Retinahälfte jedes Auges kreuzen am **Chiasma opticum** zur Gegenseite, die Fasern von der temporalen Retinahälfte kreuzen nicht. Das Hauptprojektionsgebiet liegt im **dorsalen Nucleus corporis geniculati lateralis.** Hier findet man zwei verschiedene Neuronenklassen, nämlich Kontrast- und Hell- Dunkel- Neurone.

Andere Opticusfasern enden auch im **Colliculus superior.** Dieser Bereich ist maßgebend für die Einstellbewegungen des Kopfes und der Augen, zur Zentrierung eines Objektes im Gesichtsfeld. Die Neurone dieser Region reagieren auf interessierende, sich bewegende Objekte im Gesichtsfeld.

Von tieferen Colliculischichten gehen Projektionsbahnen zur **Formatio reticularis.** Hier werden Einstellbewegungen des Kopfes und des Körpers verrechnet.

Die **Area preatectalis** ist an Reflexschaltungen beteiligt. Zum einen am Lichtreflex (dies ist ein rein subkortikaler Reflex), durch den die Pupillen weit gestellt werden, und dem Akkommodationsreflex (mit Großhirnrindenbeteiligung), durch den die Linsenkrümmung reguliert wird. Der **ventrale Nucleus corporis geniculati lateralis** erhält seine Erregung aus den Opticusfasern, der Sehrinde und dem Culliculus superior. Dieser ist wahrscheinlich an der visuell bewirkten Motorik beteiligt.

2.2.5 Kortikale Sehverarbeitung

Der Sehstrahl endet in der primären Sehrinde (Area V1 in Abb. 2.2). Die primäre Sehrinde ist retinotop organisiert, dabei ist die Fovea centralis stärker repräsentativ als die übrige Retina, ähnlich wie beim sensorischen Homunculus von Lippen, Zunge und Fingerspitzen. Die Schicht der Area V1 ist in sog. okulären Dominanzsäulen aufgebaut. Die Säulen sind so zusammengesetzt, dass Informationen aus dem rechten und linken Auge sich abwechseln, dazwischen liegen binokulare Säulen. Unter den Dominanzsäulen liegen die Orientierungssäulen. Sie reagieren empfindlich auf Kontrastgrenzen und antworten auch auf diffuses Flackerlicht. Alle Säulen sind über Horizontalverbindungen miteinander verknüpft. Deshalb ist es der Area V1 möglich, Struktur-, Bewegungs- und Farbeigentümlichkeiten der visuellen Reize zu analysieren.

Von der Area V1 werden die visuellen Informationen in die extrastriären kortikalen Areale (V2, V3 und V4 im Hinterhauptlappen Abb. 2.2) übertragen. Die **Area V2** reagiert auf bewegungs- und formspezifische Informationen.

Sie hat überwiegend die Aufgabe der visuellen Gestalterkennung. Die **Area V3** reagiert besonders auf bewegte Konturen, sie hat die Aufgabe der Gestalterkennung von zusammenhängenden Konturen. Die **Area V4** ist farbspezifisch

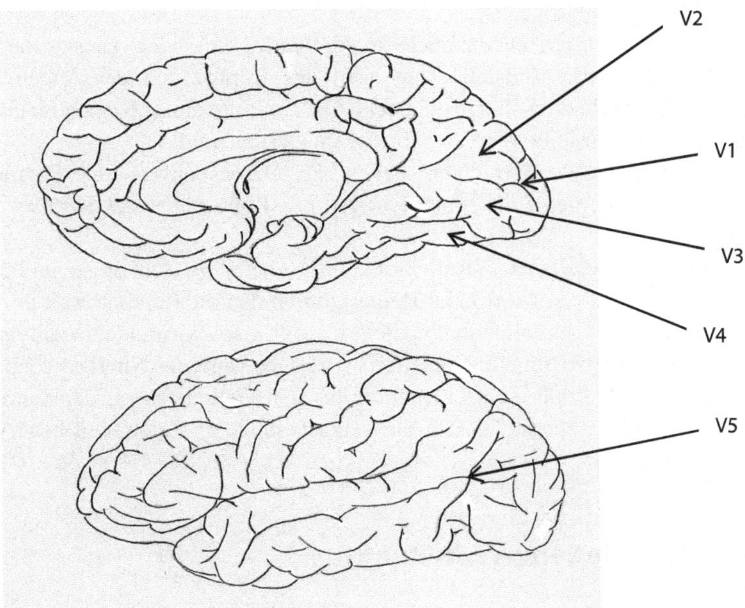

Abb. 2.2 Lage der visuellen Kortexstrukturen. (Eigene Darstellung an Anlehnung nach Paulig und Prosiegel 2002)

organisiert, hier findet die Objekterkennung aufgrund von charakteristischen Oberflächenfarben und Farbkontrasten statt. Es gibt etwa 32 Repräsentationen der Retina in den extrastriären Arealen. Diese 32 Areale nehmen mehr als die Hälfte der gesamten Cortexoberfläche ein.

Wahrnehmung

3.1 Definition von Wahrnehmung

Wahrnehmungen beginnen in den Rezeptorzellen. Die meisten sensorischen Inputs nehmen wir als Empfindung wahr und identifizieren sie am Stimulusreiz. So assoziieren wir z. B. das Gefühl von Wärme mit der Sonne. Die entscheidenden Merkmale einer Empfindung sind Lokalisation und ihre Eigenschaften. Diese werden von bestimmten Neuronen des entsprechenden Nervensystems, den Sinnesrezeptoren und den Zellen des Zentralnervensystems verschlüsselt.

Die Rezeptorzellen der Peripherie sind über sensorische Fasern mit dem Rückenmark, dem Hirnstamm, dem Thalamus und der Großhirnrinde verbunden. Anfangs werden die sensorischen Informationen seriell verarbeitet. In jedem weiteren System arbeiten solche seriellen Verbindungen parallel zueinander. Mit diesen seriellen/parallelen Verbindungen konstruiert das Gehirn unsere Wahrnehmung der Außenwelt. Unser Gehirn zeichnet die Umwelt nicht in dreidimensionalen Fotos auf, sondern es konstruiert vielmehr interne Repräsentationen externer physikalischer Ereignisse. So wird z. B. ein Ereignis in einzelnen Komponenten gleichzeitig in getrennten Nervenbahnen analysiert und zu einem Ganzen zusammengefügt.

Die Rezeption der Stimuli läuft bei allen Sinnen unterschiedlich ab. Allerdings haben alle sensorischen Reize drei Komponenten gemeinsam:

1. Einen physikalischen Stimulus.
2. Eine Ereignisfolge; hier wird der Stimulus in Nervenimpulse übersetzt.
3. Eine Reaktion auf den Stimulus, in Form einer Wahrnehmung oder einer internen Repräsentation.

© Der/die Herausgeber bzw. der/die Autor(en), exklusiv lizenziert durch
Springer Fachmedien Wiesbaden GmbH, ein Teil von Springer Nature 2020
A. Leschnik, *Visuelle Wahrnehmung*, essentials,
https://doi.org/10.1007/978-3-658-30877-3_3

Unsere Wahrnehmungen unterscheiden sich qualitativ von den physikalischen Eigenschaften der Reize. Unser Nervensystem extrahiert aus einem Impuls nur bestimmte Informationen, andere werden weggefiltert. Diese Informationen werden dann mithilfe früherer Erfahrungen interpretiert. So empfangen wir z. B. Druckwellen, hören jedoch Worte. Geräusche (auch Farben, Geruch und Geschmack) sind mentale Konstruktionen. Diese existieren als solche nicht außerhalb unseres Gehirns.

Kandell (2012) fasst die wichtigsten Merkmale der Sinneswahrnehmung wie folgt zusammen: „…Modalität, Intensität, Dauer und Lokalisation sind die wichtigsten Merkmale der Sinneswahrnehmung" (S. 378). Diese Merkmale sollen nun kurz erläutert werden.

Modalität

Es gibt sieben Sinnes- Modalitäten, die z. T. auch der Laie kennt (sprichwörtlich: alle fünf Sinne beisammen haben). Diese sind:

1. Sehen
2. Hören
3. Gleichgewicht
4. Muskel- und Sehnenspindel
5. Berühren, Schmerz, Temperatur
6. Schmecken
7. Riechen

Die Modalität des Gleichgewichts und der Muskel-/Sehnenspindeln wurden zwar nicht im Volksmund verankert, spielen jedoch wie die übrigen eine wichtige Rolle bei der Wahrnehmung.

Intensität

Die Intensität der Wahrnehmung eines Reizes hängt von der Reizstärke ab. Die sog. sensorische Reizschwelle (niedrigste Intensität, welche ein Lebewesen registrieren kann), ist abhängig von Erfahrung, Ermüdung oder in welchem Zusammenhang der Reiz auftritt. Der Leipziger Physiologe Ernst H. Weber (1834) entwickelte hierfür eine Formel. Diese sagt aus, dass der Unterschied zwischen zwei Reizen als proportional zur Stärke des Vergleichreizes ansteigen muss, damit er wahrgenommen wird. So kann man leicht den Unterschied von 1 kg zu 2 kg wahrnehmen. Den Unterschied von 50 kg zu 51 kg wahrzunehmen, fällt jedoch schwer. Proportional gesehen müsste hier vom ersten zum zweiten Stimulus die Kilogrammzahl sich verdoppeln auf 100 Kg, um diese leicht wahrzunehmen.

Dauer

Die Dauer einer Sinneswahrnehmung ist abhängig von der Dauer und der Stärke eines Reizes.

Lokalisation

Die Fähigkeit, den Ort eines Reizes zu lokalisieren, hängt davon ab, wie gut zwischen zwei nacheinander folgenden Reizen diskriminiert werden kann.

3.2 Die Konstruktion des Bildes

Der Kerngedanke der Gestaltpsychologie ist, durch den Prozess der Wahrnehmung aus Einzelheiten eine vollständige Gestalt zu erzeugen (Jessell et al. 2012, S. 394). Wie schon erwähnt, sind hierfür drei parallele Bahnen vom Corpus geniculatum laterale zuständig. Diese drei Bahnen verarbeiten Informationen für Tiefe und Form, Bewegung und Farbe. Anschließend werden dann die einzelnen Informationen in den extrastriären Arealen zu einem Bild zusammengefügt. Dieser Mechanismus, der bis jetzt noch nicht näher bestimmt werden konnte, nennt sich **Bindungsmechanismus** (Jessell et al. 2012, S. 406).

Eine Bildung solcher Verbindungen erfordert Aufmerksamkeit. Treisman und Julesz (1987) schlugen deshalb die Existenz zweier getrennter Prozesse der visuellen Wahrnehmung vor; einen schnell ablaufenden, **präattentiven Prozess** (nicht gesteuerte Aufmerksamkeit), der für das Erkennen der wichtigsten Umrisse eines Objekts sorgt, und einen später einsetzenden, **attentiven Prozess** (gesteuerte Aufmerksamkeit) zur Fokussierung feinerer Merkmale eines Objekts. Diese Prozesse haben die Aufgabe, sich auf eine Figur zu konzentrieren und diese bewusst wahrzunehmen, wo hingegen der Hintergrund der Figur erst gar nicht bewusst wahrgenommen wird.

3.3 Visuelle Wahrnehmung von Form

Die magnozelluläre Bahn ist mit der Analyse des groben Umrisses eines Stimulus befasst. Diese Bahn kann aber nur zu einer ersten zweidimensionalen Abschätzung der Stimulusfigur beitragen und eine sog. Primärskizze liefern. In den Orientierungsachsen des primären visuellen Cortex liegt die erste Stufe der Zergliederung der visuellen Welt in Liniensegmente verschiedener Orientierungen; dies ist eine notwendige Voraussetzung für die Formanalyse.

Von der Area V1 werden die Informationen zur Area V2 und zur Area V4 weitergeleitet. Die Neuronen hier sind form- und farbempfindlich. Von dort gehen
die Informationen zum inferior- temporalen Cortex, dieser ist an der Gesichter-
erkennung und am Erkennen von Formen und Mustern beteiligt. Im Gegensatz
zur Area striata und den meisten extrastriären visuellen Arealen sind die Zellen
im inferior- temporalen Cortex nicht retinotop (bestimmte örtliche Netzhaut-
zuordnung) organisiert. Diese Neuronen in den einzelnen Schichten scheinen für
das Erkennen des „Was" wichtig zu sein.

3.4   Visuelle Wahrnehmung von Bewegung

Die Signale aus den M- Ganglienzellen der Retina gelangen über die
magnozellulären Schichten des Corpus geniculatum laterale zu verschiedenen
Schichten des primären visuellen Cortex (V1). Hier werden die Signale durch
einfache und komplexe Zellen verarbeitet, die selektiv auf Bewegungsrichtung
reagieren. Die Eingänge von beiden Augen werden durch die Augendominanz-
säulen kombiniert, dies ist der erste Schritt zur Tiefenwahrnehmung. Jede
Zelle antwortet auf eine Bewegungsrichtung senkrecht zur Orientierungsachse.
Diese Signale werden dann weiter zur Area V2 geleitet, von dort aus im medio-
temporalen Areal (V5) und im mediosuperior- temporalen (V5a) weiterverarbeitet
und anschließend zum visuell- motorischen Parietallappen gesandt. Hier codieren
die Neuronen sowohl die Geschwindigkeit als auch die Bewegungsrichtung eines
Objekts.

   Die Analyse von Bewegungen erfolgt in zwei Schritten. Der **erste Schritt**
besteht in der Analyse der Bewegung in eine Richtung. Der **zweite Schritt**
beschäftigt sich mit der Analyse der Bewegung komplexer Muster. Diese
Neuronen in den einzelnen Schichten scheinen für das Erkennen des „Wo"
wichtig zu sein.

3.5   Visuelle Wahrnehmung von Farbe

Die Farbwahrnehmung dient als Verstärkung des Kontrasts. Die Farbwahrnehmung ist der Helligkeitswahrnehmung aber überlegen. Es gibt ca. 500 Hellig-
keitsabstufungen, jedoch mehr als sieben Millionen Farbabstufungen. Das
menschliche Auge ist im Wellenbereich von 400 bis 700 nm empfindlich. In
diesem Bereich ändert sich die Farbe vom monochromatischen Licht allmählich
von Blau über Grün nach Rot. Diese Eigenschaften des Farbsehens nennt man

Trichromatizität. Trichromatizität entsteht durch drei Typen lichtabsorbierender Zapfen, von denen jeder einen andern Sehfarbstoff besitzt. Eines dieser Pigmente reagiert hauptsächlich auf kurze Wellenlängen und trägt zur Wahrnehmung von Blau bei. Ein anderes reagiert auf mittlere Wellenlängen und trägt viel zur Wahrnehmung von Grün bei. Das dritte Pigment reagiert auf längere Wellenlängen und ist für die Wahrnehmung von Rot verantwortlich. Ein einzelner Zapfen überträgt keine Information der Wellenlänge des Lichts, sondern es wird ein Photon des Lichtreizes absorbiert. Trotz des Farbunterscheidungspotenzials ist das Farbsystem nicht für die Diskrimination feiner Details geeignet. Die Fovea centralis ist nur dichromatisch und reagiert nicht auf kurze Wellenlängen, weil hier keine B- Zapfen vorhanden sind.

Die Trichromatizität allein genügt aber nicht zur Erklärung der Farbwahrnehmung, es gibt noch drei zentrale funktionelle Eigenschaften: Farbantagonismus, Farbsimultankontrast und Farbkonstanz.

Beim **Farbantagonismus** können bestimmte Farben nicht miteinander kombiniert werden, wenn sie von dem selben Punkt im Raum ausgehen. Rot und Grün, Gelb und Blau sowie Schwarz und Weiß heben sich gegenseitig auf. Beim **Farbkontrast** verstärken sich die Gegenfarben gegenseitig, wenn sie von unterschiedlichen, aber benachbarten Punkten im Raum ausgehen, wie z. B. bei einem Objekt und seinem Hintergrund. So hebt sich ein grünes Objekt stärker von einem roten als von einem blauen Hintergrund ab. Die **Farbkonstanz** ist das wichtigste Phänomen, weil die Farbe eines Objekts relativ konstant bleibt, obwohl enorme Schwankungen in der Spektralbreite der Umgebungsbeleuchtung auftreten.

Die retinalen und die funktionalen Zellen des Corpus geniculatum laterale werden in zwei Hauptfunktionsklassen eingeordnet. Die **konzentrischen Breitbandzellen** geben Informationen über Helligkeit weiter. Die **konzentrischen einfachen Gegenfarbenzellen** reagieren stark auf großflächige, monochromatische Beleuchtung mit entsprechender Wellenlänge. In dem Areal V1 gibt es drei Klassen von doppelten Gegenfarbenzellen; diese dienen als Maß für die Rot- Grün- Helligkeit, Blau- Gelb- Helligkeit und die Schwarz- Weiß- Helligkeit. Von dem Areal V1 laufen dünne Fasern in die Area V2 und von dort nach V4, einem Areal mit farbselektiven Zellen. Hier ist das neuronale Substrat für die Farbkonstanz enthalten. Es ist zu vermuten, dass Ausgangssignale dieser Zellen möglicherweise direkt von höheren Zentren des Gehirns genutzt werden, um die Wahrnehmung der Farben des Objekts zu erzeugen.

Visuelle Wahrnehmungsentwicklung bei Kindern

4

Etwa im mittleren Drittel der Schwangerschaft sind alle Sinnessysteme einigermaßen funktionsbereit; bis auf das Auge; es reagiert auf Stimuli eingeschränkter als die anderen Sinnessysteme. Spätestens ab dem 6. Lebensmonat sind alle Sinnessysteme voll entfaltet, mit der kognitiven Reifung und der Entwicklung brauchen diese im Prinzip nur differenzierte Anpassungen vorzunehmen.

Die Rezeptoren der Sehgrube (der Ort des schärfsten Sehens) sind noch nicht so eng gebündelt. Die unvollständige Kontrolle der Augenmuskulatur trägt dazu bei, dass die Linse nicht so stark gekrümmt werden kann. Ab dem 6. Lebensmonat, sieht der Säugling richtig scharf. Erst im Alter von 3 Jahren wird das Niveau eines Erwachsenen erreicht. Von Geburt an kann der Säugling das Lichtspektrum in blau, grün, gelb und rot aufteilen. Die Kontrastintensivität verbessert sich allerdings erst, wenn der Säugling schärfer sehen (6. Lm) kann. Schon Neugeborene folgen Reizen mit den Augen, allerdings werde diese Bewegungen mit Sprüngen und zeitlichen Verzögerungen begleitet, es ist zu vermuten, dass die Bewegungswahrnehmung noch subkortikal gesteuert wird. Erst ab dem 4. Lebensmonat lernt das Kind Objekte kontinuierlich zu folgen. Die Fähigkeit ein Bild im Gehirn zusammen zu setzen ist in Vorläuferfunktionen ab dem 3. Lebensmonat möglich, entwickelt sich jedoch weiter bis zum 7. Lebensmonat. Die Tiefenwahrnehmung ist schon ab der dritten Woche vorhanden, ab dem 7. Lebensmonat voll ausgeprägt. Objekte werden schon ein paar Tage nach der Geburt wahrgenommen, so werden die engen Bezugspersonen am Haaransatz oder an der Kopfform identifiziert. Nach drei Monaten wird das Gesicht der Mutter schon auf einem Foto erkannt. Ab dem 6. Lebensmonat kann das Kind nun Gestaltgrenzen komplett erkennen.

© Der/die Herausgeber bzw. der/die Autor(en), exklusiv lizenziert durch
Springer Fachmedien Wiesbaden GmbH, ein Teil von Springer Nature 2020
A. Leschnik, *Visuelle Wahrnehmung*, essentials,
https://doi.org/10.1007/978-3-658-30877-3_4

Im Alter zwischen den ersten Lebensmonaten und dem vierten Lebensjahr vollzieht das Kleinkind eine stetig steigende Entwicklung der visuellen Wahrnehmung und legt in dieser Zeit zu Grund liegende Bausteine für die Zukunft. Das Entwicklungsgitter nach Prof. Dr. E. J. Kiphard zeigt auf, welch differenzierte Fähigkeiten ein Kleinkind in verschiedenen Lebensmonaten erbringen sollte (Tab. 4.1).

Tab. 4.1 Ausschnitt aus dem Entwicklungsgitter. (Eigene Darstellung an Anlehnung nach Kiphard 2014)

Optische Wahrnehmung	
½ Jahr (6 Monate)	1. Folgt bewegtem Objekt 2. Blickt ins Gesicht 3. Sieht Wegbewegten nach 4. Betrachtet Ding in Hand 5. Sieht Rosine auf Tisch 6. Richtet Augen parallel
1 Jahr (12 Monate)	7. Verfolgt gehende Personen 8. Sieht Hingefallenem nach 9. Betatscht Spiegelbild 10. Beobachtet seine Hände 11. Erkennt sein Fläschchen 12. Findet verstecktes Ding
1 ½ Jahre (18 Monate)	13. Bevorzugt ein Spielzeug 14. Kennt Eltern und Geschwister 15. Sieht rollendem Ball nach 16. Betrachtet sich im Spiegel 17. Besieht gern Bilderbuch 18. Erkennt Personen von weit
2 Jahre (24 Monate)	19. Ordnet Ding zum Ding 20. Schüttelt Kopf als Nein 21. Sieht bei Turmbau zu 22. Findet ausgetauschte Dose 23. Zeigt Körperteil an Puppe 24. Ordnet 2 Dinge zum Bild

(Fortsetzung)

Tab. 4.1   (Fortsetzung)

Optische Wahrnehmung

2 ½ Jahre (30 Monate)	25. Ordnet 2 Größen zu 26. Ordnet 2 Farben zu 27. Ordnet 2 Formen zu 28. Kennt Nachbarn und Besuch 29. Sortiert Löffel und Gabel 30. Sortiert 2 Paar Lottobilder
3 Jahre (36 Monate)	31. Kennt seine Kleidung 32. Sortiert Tee und Esslöffel 33. Findet 2 versteckte Dinge 34. Erkennt Orte wieder 35. Erkennt Tätigkeit im Bild 36. Unterscheidet 1 und viel
3 ½ Jahre (42 Monate)	37. Sortiert Grundfarben 38. Sortiert 3 Längen 39. Sortiert 3 Paar Lottobilder 40. Räumt 5 Hohlwürfel ein 41. Setzt 5 Formen ein 42. Orientiert sich draußen
4 Jahre (48 Monate)	43. Sortiert Auto und Tiere 44. Ordnet Menge 2 optisch zu 45. Findet 3 verschiedene Dinge 46. Erkennt Junge und Mädchen 47. Ordnet Detail zum Ganzen 48. Puzzle aus 2 Teilen

Visuelle Wahrnehmungsstörungen bei Kindern 5

Die visuelle Wahrnehmung kann mannigfaltig gestört sein. Es handelt sich nicht nur um Störungen der Perzeption, sondern auch um Störungen in der Physiologie, der Verarbeitung und der Produktion. Folgende Bereiche können auffällig sein:

1. **Störungen der visuellen Basisleistungen**
   Die Störungen der visuellen Basisleistungen werden in Tab. 5.1 kurz aufgelistet.
2. **Störung der Okulomotorik**
   Eine Störung der Okulomotorik kann das Sehen von Doppelbildern, Bewegung ruhig stehender Objekte, eine Fallneigung und/oder Schwindel erzeugen.
3. **Störung der Objektwahrnehmung**
   Die Störungen der Objektwahrnehmung werden in Tab. 5.2 beschrieben.
4. **Visuell-perzeptive Störungen**
   In diesem System können folgende Beeinträchtigungen auftreten:
   - des Gesichtsfeldes (Neglect)
   - des binokularen Tiefensehens (visuelle Raum- und Tiefenwahrnehmung)
   - der Farbwahrnehmung (Farbsehschwäche oder Farbenblindheit)
5. **Visuell-kognitive Störungen**
   Hierzu gehören die Differenzierung von Formen und Figuren, die Figur-Grund-Unterscheidung und die Objektkonstanz. Betroffenen fällt es schwer, Objekte aus einer anderen Ansicht wiederzuerkennen, aber auch die Unterscheidung zwischen unterschiedlichen Objekten, wenn diese sich überlappen oder teilweise verdecken. Folgende Differenzierungsleistungen können Beeinträchtigt sein:

© Der/die Herausgeber bzw. der/die Autor(en), exklusiv lizenziert durch Springer Fachmedien Wiesbaden GmbH, ein Teil von Springer Nature 2020
A. Leschnik, *Visuelle Wahrnehmung*, essentials,
https://doi.org/10.1007/978-3-658-30877-3_5

Tab. 5.1 Störung der visuellen Basisleistungen. (Eigene Darstellung an Anlehnung nach Niedeggen 2005)

Periphere Sehschärfe	Mangelhafte Kurz-/und oder Weitsichtigkeit
Zerebrale Sehschärfe	Beeinträchtigung in der Konturbildung von Buchstaben, Bildern und Gegenständen
Konstratempfindlichkeit	Schriften und Bildmaterialien können bei geringerem Kontrast nicht korrekt gesehen werden
Hell-/Dunkeladaption	Übersteigertes Blendungsgefühl oder vermehrter Beleuchtungsbedarf

Tab. 5.2 Störung der Objektwahrnehmung. (Eigene Darstellung an Anlehnung nach Niedeggen 2005)

Mangelhafte Formgnosie	Krümmungen und Flächenausdehnungen werden falsch erkannt
Dysintegration lokaler Elemente	Figur wird Punkt für Punkt analysiert
Mangelhafte Simultangnosie	Fehlende Integration separater Objekteile
Mangelhafte Umsetzung in objekt- zentrierte Repräsentation	Fehlende mentale Rotation von Objekt- ansichten
Mangelhafter Zugriff auf Objekt- Erkennung- Einheit	Alltagsobjekte erscheinen fremd und unver- traut

- Formen und Figuren
- Figur-Grund-Unterscheidungen
- Objektkonstanzleistungen (Objekte aus verschieden Ansichten, unterschiedliche Objekte, überlappende oder teilweise verdeckte Objekte)
- Größenkonstanzkorrektur (Verkleinerung von Objekten bei weiterer Entfernung)

6. **Visuell-räumliche Störungen**

   Man benötigt visuell-räumliche Leistungen für:
   - Um sich in Landschaften oder Städten zu orientieren
   - Um Entfernungen und die eigene Person im Raum auch im Verhältnis zu anderen einschätzen und so sicher Fahrrad oder Auto fahren zu können
   - Um die analoge Uhr zu lesen
   - Um nach Gegenständen greifen zu können (Auge-Hand-Koordination)

Visuell-räumliche Störungen wirken sich umfassend auf den Alltag des Betroffenen aus. Es sind Motorik, Orientierung und Wahrnehmung beeinträchtigt. Die visuell-räumlichen Störungen unterteilen sich in vier Kategorien:

6a. **Räumlich-perzeptive Störungen**

Diesen Kindern fällt es schwer visuelle Sinneseindrücke nach räumlichen Gesichtspunkten zu verarbeiten. Dies spielt eine erhebliche Rolle im Straßenverkehr, aber auch im Umgang mit anderen Menschen. Impulsive Bewegungen und Gesten können schnell bedrohlich wirken oder zu Verletzungen führen, wenn etwa Kinder im Sport oder Spiel mit anderen Entfernungen zum gegenüber nicht richtig einschätzen können. Auch kommt es häufig vor, dass betroffene Kinder sich häufig stoßen oder stolpern (Tischkanten, Türschwelle) oder Dinge umwerfen, wenn sie danach greifen (Getränke). Auf abstrakter Ebene handelt es sich um eine Verschiebung der Hauptraumachsen (subjektive Horizontale und subjektive Vertikale) und den entsprechenden Schrägen. In der Konsequenz kommt es zu einer fehlerhaften Einschätzung von Längen und Größen und entsprechend der Längen- und Größenverhältnisse von Objekten und deren Distanz zu anderen Objekten oder Personen. Damit ist auch das Einschätzen der eigenen Person im Raum in Bezug auf andere Objekte beeinträchtigt. So sind Kinder mit dieser Störung nur schwer in der Lage, die genaue Mitte eines Objekts zu erkennen.

6b. **Räumlich-kognitve Störungen**

Räumlich-kognitive Leistungen umfassen gedankliche Operationen mit Raum und Objekt wie etwa die s.g. mentale Rotation. Die bezieht sich zum Bsp. auf die Fähigkeit, einen Würfel in der eigenen Vorstellung zu halten, zu manipulieren (drehen, kippen) und in veränderter Raum-Lage gedanklich zu erfassen. Dazu gehört ebenfalls die Fähigkeit, Linien, Formen, oder Figuren in der Vorstellung zu spiegeln oder etwa in ihrer Position im Raum zu ändern. Stellen Sie sich vor Ihr Zimmer muss umgestaltet werden, das Bett muss an eine anderen Wand gestellt werden. Schließen Sie Ihre Augen und räumen Sie Ihr Zimmer gedanklich um. Dies ist eine Aufgabe der visuell-räumlichen Kognition. Der Vorteil dieser Leistung ist, das Sie nicht mühsam alle Möbelstücke immer wieder hin- und herschleppen müssen, sondern sie können aufgrund der visuell-räumlich-kognitiven Fähigkeiten, ihr Zimmer immer wieder neu arrangieren, weil sie sich es genau vorstellen können. Die Ausbildung zur mentalen Rotation verläuft stufenweise und wird in der Regel nicht vor einem Alter von sieben Jahren erreicht.

6c. **Räumlich-konstruktive Störungen**

Von einer visuell-räumlich-konstruktiven Störung spricht man, wenn die Umsetzung einer gedanklich-räumlichen Operation mit den Händen beeinträchtigt ist. Hierzu zählen Tätigkeiten wie Zeichnen, Puzzeln, Basteln, Lego und natürlich auch das Schreiben. Die feinmotorischen Fähigkeiten sind in einem solchen Fall nur scheinbar beeinträchtigt. Trotzdem kann beides vorhanden sein und das eine das andere nicht ausschließen. Visuell-räumlich-konstruktive Störungen erstrecken sich in alle Lebensbereiche. Handlungen, die die gedanklichen Operationen mit den Händen beinhalten, bestimmen unseren Alltag. Anziehen, und Wechseln von Kleidern, Spielen mit Bausteinen oder Lego, Schuhe binden oder mit Seilen spielen, Schultasche packen, Zimmer aufräumen und vieles mehr.

6d. **Räumlich-topografische Störungen**

Die visuell-räumlich-topographische Störung zeichnet sich durch eine fehlerhafte reale oder gedankliche Aktion im dreidimensionalen Raum aus. Bei dieser Störung haben Kinder Schwierigkeiten sich mental und real in Räumen oder an Orten richtig zu orientieren. Solche Kinder verlaufen sich häufig, oder finden sich auch an bekannten Orten nicht zurecht, wenn sie z. B. aus einer anderen Richtung kommen wie gewöhnlich (Perspektivenwechsel). Stellen Sie sich vor, Sie möchten Samstagsmorgens Brötchen kaufen, allerdings merken Sie das Ihr Lieblingsbäcker geschlossen hat, welchen Alternativbäcker wählen Sie? Gehen Sie den Weg gedanklich ab. Dieses vorstellungsmäßige und dann reale Abschreiten von Wegen ist nur möglich, wenn man über visuell-räumlich-topographische Fähigkeiten verfügt.

7. **Störung der Bewegungswahrnehmung**

Die Störungen der Bewegungswahrnehmung werden in Tab. 5.3 beschrieben.

Tab. 5.3 Störung der Bewegungswahrnehmung. (Eigene Darstellung an Anlehnung nach Niedeggen 2005)

Bewegungsfluss (rechts-links, oben-unten, vor-zurück)	Wiedergabe des subjektiven Eindrucks, Angabe der Richtung
Geschwindigkeit	Diskrimination der schnelleren Bewegung
Komplexe Bewegung	Empfindungsschwelle für eine kohärente Bewegungsrichtung
Bewegungsdefinierte Form	Identifikation der Form Diskrimination zweier Formen
Interaktion mit bewegten Objekten	Langsame Augenfolgebewegungen Schnelle Augenfolgebewegungen

Hypothetisch-deduktives Clinical Reasoning

6

Um eine Diagnostik in eine logische Reihenfolge zu bringen, wird nachfolgend das hypothetisch-deduktive Clinical Reasoning mit seinen sechs Schritten eingesetzt.

Pre-Assessment-Image

Im Pre-Assessment-Image haben wir drei Beobachtungskriterien:

a. Name
b. Alter
c. Diagnose

Zu a: Name

Der Name gibt einen Hinweis auf das Geschlecht des Patienten. Zudem gibt der Name einen Hinweis zur Prävalenz beider Geschlechter. Über die Prävalenz und Inzidenz liegen für viele Teilleistungsstörungen keine verlässlichen Daten vor. Das liegt daran, dass die visuelle Wahrnehmung zu schwammig definiert ist. Eine neuere Prävalenzschätzung nimmt an, dass eine Lese- und Rechtschreibstörung zehnmal häufiger vorkommt als eine NSL (Nichtsprachliche Lernstörung). Vor diesem Hintergrund wären etwa 0,5 % bis 1 % der Kinder von einer NSL betroffen. Mehrere aktuelle Studien zeigen eine jungenlastige Auftretungshäufigkeit von 2:1 bis 3:1.

Zu b: Alter

Das Alter gibt uns zum einen an, wo der Patient in seiner Entwicklung der visuellen Wahrnehmung stehen müsste und wie schwer er betroffen sein könnte. Zum anderen in welchen Institutionen (Kiga, Schule, zu Hause etc.) er

© Der/die Herausgeber bzw. der/die Autor(en), exklusiv lizenziert durch Springer Fachmedien Wiesbaden GmbH, ein Teil von Springer Nature 2020
A. Leschnik, *Visuelle Wahrnehmung*, essentials,
https://doi.org/10.1007/978-3-658-30877-3_6

sich befindet. Dies hilft uns einzuordnen, woher das Problem kommen und wie gravierend es sein könnte.

Zu c: Diagnose

Die visuellen Wahrnehmungsstörungen sind in der ICD 10 nicht klar unter der Nummer R 44.8 verschlüsselt. Hier wird von"… sonstige und nicht näher bezeichnete Symptome, die die Sinneswahrnehmung und das Wahrnehmungsvermögen betreffen…" gesprochen.

Im multiaxialen Klassifikationsschema für psychische Störungen im Kindes-Jugendalter nach ICD-10 der WHO findet man unter der Diagnose F82 in den umschriebenen Entwicklungsstörungen der motorischen Funktionen einen vagen Hinweis, die wie folgt lautet: „…Das Hauptmerkmal dieser Störung ist eine schwerwiegende Beeinträchtigung der motorischen Koordination, üblicherweise ist die motorische Ungeschicklichkeit verbunden mit einem gewissen Grad von Leistungsbeeinträchtigungen bei **visuellen Aufgaben**…" (n. Poustka et al. 2017). Das Problem hier ist, dass die diagnostischen Kriterien nur für die fein- und grobmotorische Koordination zählen und nicht für die visuelle Wahrnehmung.

Die Kategorie F81.9 nicht näher bezeichnete Entwicklungsstörung schulischer Fertigkeiten ist möglichst zu vermeiden und darf nur für nicht näher bezeichnete Störungen verwendet werden, bei denen eine signifikante Beeinträchtigung des Lernens vorhanden ist, die nicht durch eine Intelligenzminderung, **Visus-Probleme** oder inadäquate Beschulung erklärbar ist. Diese Kategorie wird auch als nicht näher bezeichnete Lernstörung bezeichnet. Das Problem dieser Kategorie ist, dass wir damit nur Schulkinder erfassen können und keine Vorschulkinder. Alle Entwicklungsstörungen schulischer Fertigkeiten haben gemeinsam, dass die betroffenen Kinder bei der Bewältigung ihrer schulischen aufgaben Schwierigkeiten haben. In der Anamnese zeigt sich jedoch häufig, dass diese Schwierigkeiten in ähnlicher Form bereits vor dem Eintritt ins Schulalter aufgetreten sind. Oft haben die betroffenen Kinder bereits im Kindergarten große Mühe Aufgaben zu bewältigen, die bestimmte kognitive Fähigkeiten voraussetzen. Schon früh äußert sich dies in der Abneigung gegen feinmotorische Tätigkeiten (Ausschluss F82.1 feinmotorische Störung) oder räumlich-konstruktive Beschäftigungen wie Malen oder Zeichen (Ausschluss F82.1 grafomotorische Störung). Zunächst scheint es so, als hätten die Kinder keine Freude an solchen Aktivitäten. Später, insbesondere nach der Einschulung, tritt dann jedoch die zugrunde liegende Störung immer deutlicher auf. Das multiaxiale Klassifikationsschema nach ICD-10 weist auf die frühen Beeinträchtigungen hin und kennzeichnet sie als unspezifische Merkmale einer Entwicklungsstörung, wobei der Beginn der Störung ausnahmslos im Kleinkindalter oder der Kindheit liegt. Des Weiteren bezieht sich die Entwicklungseinschränkung oder Entwicklungsverzögerung ursächlich auf die biologische Reifung des zentralen Nervensystems. Die Störung verläuft stetig und weist keine psychischen Erkrankungen auf.

Die ICD-10 und das multiaxiale Klassifikationsschema müssen hier zwingend neue Forschungsergebnisse nachtragen, um eine klare Verschlüsselung zu gewährleisten. Nachdenklich stimmt, dass von der vierten Auflage (2001) des Multiaxialen Klassifikationsschema zu der aktuellen siebten Auflage (2017), keinerlei aktualisierte, geschweige denn wissenschaftlich evaluierte Ergänzung zum Thema der Nonverbalen Lernstörungen hinzugefügt wurde. Die Frage die sich hier einem stellt: Wie das möglich ist? Wo sich doch das medizinische Wissen alle zwei Jahre verdoppelt!

Für Vorschulkinder bleibt dann nur noch der Diagnoseschlüssel F88 Andere Entwicklungsstörungen übrig. Das dies mal wieder alles sein kann oder überhaupt nichts, trägt überhaupt nicht dazu bei zielgerichtet therapieren zu können, dabei hat doch die ICD-10 folgende Aufgabe:"… Die ICD-10 versucht Begriffe für Krankheiten zu bilden, aber auch den Grund für Probleme heraus zu kristallisieren. Sie dient der Einteilung in Diagnosen und soll eine Therapieidee entwickeln…" (n. DIMDI, 2020)

Da wir nun nicht genau wissen, welchen Diagnoseschlüssel wir wählen sollen, wir aber mittlerweile Wissen, dass es visuelle Wahrnehmungsstörungen gibt und das visuelle System zu 25 % unsere Verarbeitung im Gehirn beeinflusst, stellt sich nun folgende Frage: Welche diagnostischen Kriterien erscheinen nun sinnvoll? Folgende Kriterien könnten angemessen sein:

1. Ein Wert in einem standardisierten Test für visuell- kognitive und visuell-räumliche Wahrnehmung, der mindestens zwei Standardabweichungen unterhalb des Niveaus liegt, das aufgrund des chronologischen Alters des Kindes zu erwarten wäre.

Begründung:
Für die therapeutischen Ansätze sind visuell-kognitive und visuell-räumliche Störungen von besonderer Bedeutung. Dafür sollten dann auch hier die Testverfahren entsprechend gewählt werden.

2. Die beschriebene Störung behindert eine Schulausbildung oder alltägliche Tätigkeiten
3. Keine diagnostizierte neurologische Störung.
4. Keine diagnostizierte physiologische Sehstörung
5. Inadäquate Beschulung
6. Häufigstes Ausschlusskriterium: Nonverbaler IQ unter 70 in einem standardisierten Test

Arbeitshypothese

Wie könnte die erste Arbeitshypothese aussehen?

„Hat das Kind eine visuelle Wahrnehmungsstörung? Und wenn ja, welche?" Und wenn das Kind schon zur Schule geht, wäre hier die Frage zu klären: „Warum kommt das Kind erst jetzt in Therapie?"

Cue Acquisition

Bei der Cue Acquisition haben wir drei Beobachtungskriterien:

a. Befragung
b. Beobachtung
c. Untersuchung

Zu a.: Befragung

Die Befragung erfolgt in 2 Schritten:

1. Qualitativ: Narratives Interview und COPM- Bogen (siehe Anhang 1)
2. Quantitativ: Fragebogen Visuelle Wahrnehmung n. ICD-10 (siehe Anhang 2)

Zu b.: Beobachtung

Der Patient wird in verschiedenen Sozialformen (Institution, zu Hause) in seiner:

• Funktion (visuelle Wahrnehmung), in seiner Partizipation und mit dem Einfluss der Umweltfaktoren
  beobachtet.

Zu c.: Untersuchung

Die Untersuchung dient der Differenzialdiagnostik, um andere Krankheitsbilder auszuschließen.

• Neurologische Störungen
• Physiologische Sehstörungen
• Nonverbaler IQ < 70

Hypothesenbildung

Ein Beispiel für eine Hypothese könnte sein:

Hypothese 1

- „**Immer wenn** das Kind schreibt, **dann** erkennt man die Formen nicht mehr!“

These

- Das Kind hat eine visuell-kognitive Wahrnehmungsstörung.

Antithese

- Das Kind hat keine visuell-kognitive Wahrnehmungsstörung.

Oft müssen bei Kindern mehrere Hypothesen gebildet werden:

Hypothese 2

- „**Immer wenn** das Kind schreibt, **dann** haben die Formen unterschiedliche Größen!“

These

- Das Kind hat eine visuell-räumlich Störung.

Antithese

- Das Kind hat keine visuell-räumlich Störung.

Hypothesen können auch auf andere Störungen hinweisen:

Hypothese 3

- „**Immer wenn** das Kind schreibt, **dann** erkennt man die Formen nicht mehr!“

These

- Das Kind hat eine grafomotorische Störung.

Antithese

- Das Kind hat keine grafomotorische Störung.

Cue Interpretation

Bei der Cue Interpretation kommen standardisierte Fragebögen und/oder Testverfahren, zum Überprüfen von:

- Funktion
- Partizipation
- Einfluss der Umweltfaktoren

zum Einsatz.

Hypothese 1: Funktion visuell-kognitiv

a. Formen und Figuren
b. Figur-Grund-Unterscheidung
c. Objektkonstanz

Zu a: Testverfahren für Formen und Figuren:

- FEW-2   Subtest: Formkonstanz

Zu b: Testverfahren für Figur-Grund-Unterscheidung

- FEW-2   Subtest: Lage im Raum
- FEW-2   Suptest: Figur-Grund-Unterscheidung
- FEW-2   Subtest: Gestaltschließen

Zu c: Objektkonstanz

- FEW-2   Subtest: Lage im Raum
- FEW-2   Subtest: Figur-Grund-Unterscheidung
- FEW-2   Subtest: Gestaltschließen
- FEW-2   Subtest: Abzeichnen

Hypothese 2: visuell-räumlich

a. Visuell-räumlich-perzeptive Störungen
b. Visuell-räumlich-kognitve Störungen
c. Visuell-räumlich-konstruktive Störungen
d. Visuell-räumlich-topografische Störungen

Zu a: Testverfahren für visuell-räumlich-perzeptive Störungen

- FEW-2   Subtest: Abzeichnen
- FEW-2   Subtest: Räumliche Beziehungen

Zu b: Testverfahren für Visuell-räumlich-kognitve Störungen

- ATK   Abzeichnen von geometrischen Mustern

Zu c: Testverfahren für Visuell-räumlich-konstruktive Störungen

- FEW-2   Subtest: Abzeichnen
- FEW-2   Subtest: Räumliche Beziehungen
- ATK   Abzeichen von geometrischen Mustern

Zu d: Testverfahren für Visuell-räumlich-topografische Störungen

- Zur Zeit kein Therapieverfahren vorhanden

Hypothesenevaluation
Auswertung der Fragebögen und Testverfahren

- Vergleichen mit der Norm
- Abweichung von der Norm (mindestens 2 Standardabweichungen)

Festlegen einer therapeutischen Diagnose
Im letzten Schritt wird die therapeutische Diagnose festgelegt. Sie ist auch gleichzusetzen mit einer therapeutischen Intervention. Diese könnte für die Hypothesen
wie folgt aussehen:
Funktion: **Visuelle Wahrnehmung**
b1561.4 Mentale Funktionen, die an der Unterscheidung von Form, Größe,
Farbe und anderen visuellen Reizen beteiligt sind.
Partizipation: **Visuelle Wahrnehmung**
d820 Die Zulassung zu Schule und Bildung zu erlangen, an allen schulbezogenen Pflichten und Rechten teilzuhaben und die Lehrgangsstoffe, -inhalte
und andere curriculare Anforderungen der Programme der Primar- und Sekundarstufenbildung zu erlernen. Einschließlich regelmäßig am Unterricht teilzunehmen, mit anderen Schülern zusammenzuarbeiten, Anweisungen der Lehrer
zu befolgen, die zugewiesenen Aufgaben und Projekte zu organisieren, zu lernen
und abzuschließen und zu anderen Stufen der Bildung fortzuschreiten.

Partizipation: **Vorankommen in einem Programm der Schulbildung**

d8202.**4424** Tätigkeiten ausführen, die dazu beitragen, Programmanforderungen zu erfüllen, Prüfungen zu bestehen oder andere Beurteilungsprozesse zu bewältigen, die zum Erlangen einer Schulbildung relevant sind.

Umweltfaktoren: **Fachleute der Gesundheitsberufe**

e355.**+4** Alle Dienstleistungserbringer, die im Gesundheitssystem arbeiten, wie Ärzte, Pflegekräfte, Physiotherapeuten, **Ergotherapeuten,** Sprachtherapeuten, Audiologen, Hersteller von Orthesen und Prothesen, Sozialarbeiter im Gesundheitswesen usw.

Umweltfaktoren: **Autoritätspersonen**

e 330.**4** Personen mit Entscheidungsverantwortung für andere, die infolge ihrer sozialen, ökonomischen, kulturellen oder religiösen Rollen in der Gesellschaft sozial definierten Einfluss oder Befugnisse haben, wie **Lehrer,** Arbeitsgeber, Supervisoren, religiöse Führer, Vertreter im Amt, Vormund, Treuhänder.

Indikation

Bei einer umschriebenen Entwicklungsstörung muss der Indikationsschlüssel PS1 gewählt werden. Die Diagnose F81.9 bleibt fragwürdig.

Die vorrangigen Heilmittel für den PS1-Schlüssel sind die:

- A1. Psychisch-funktionelle Behandlung
- A2. Neuropsychologische Behandlung

Das optionale Heilmittel ist die:

- B. Sensomtorisch-perzeptive Behandlung

Das Heilmittel für die visuell-kognitiv Funktionen ist die neuropsychologische Behandlung und für die visuell-räumlichen Funktionen die sensomotorisch-perzeptive Behandlung. Die **therapeutische Wirkung** sollte eine Verbesserung der visuell-kognitiven und visuell-räumlichen Funktionen sein. Die **therapeutischen Ziele** sollten im Kontext des Kindes, der Eltern, der Institution betrachtet werden. Diese wurden im COPM-Bogen und im Schritt 2 des hypothetisch-deduktiven Clinical Reasoning festgelegt.

Therapeutische Ziele könnten zum Beispiel sein.

- Erlangen von Grundarbeitsfähigkeiten
- Verbesserung der Alltagsbewältigung

Interventionsmöglichkeiten

Es gibt eine Vielzahl von Therapien wie man das Kind behandeln kann. Welche man für das Kind wählt, liegt an den Hypothesen die man am Ende bestätigt bekommt. Allerdings ist es so, dass Therapie immer ein künstlicher Moment ist, deshalb bietet der Alltag die besten Voraussetzungen um die nachfolgend genannten Therapiemethoden mit einzubeziehen. Wichtig ist das zuerst ein Bereich (seriell) trainiert wird, das führt zu einer schnelleren Speicherung und Festigung der Lerninhalte. Erst danach sollte man anfangen zwei (parallel) und später mehrere Bereiche zu verknüpfen.

Insgesamt haben wir sieben Bereiche die eine visuelle Wahrnehmungsstörungen von der Aufnahme des optischen Reizes bis hin zu komplexer visueller Wahrnehmungsverarbeitung erzeugen können, diese möchte ich hier noch einmal kurz erwähnen:

1. Störungen der visuellen Basisleistungen
2. Störung der Okulomotorik
3. Störung der Objektwahrnehmung
4. Visuell-perzeptive Störungen
5. Visuell-kognitive Störungen
6. Visuell-räumliche Störungen
7. Störung der Bewegungswahrnehmung

Zu 1: Therapie bei Störungen der visuellen Basisleistungen
Die Therapien bei Störungen der visuellen Basisleistungen werden in Tab. 7.1 kurz aufgelistet.

Tab. 7.1 Therapie von visuellen Basisleistungen. (Eigene Darstellung an Anlehnung nach Niedeggen 2005)

Störungsbild	Kompensatorische Therapie
Periphere Sehschärfe	Sehhilfen, Operation
Zerebrale Sehschärfe	Abwechslung zwischen visuellem und verbalem Material; häufiger Pausen
Konstratempfindlichkeit	Großes, hochkontrastiges Material verwenden
Hell-/Dunkeladaption	Dimmer für die individuelle Raumbeleuchtung

Zu 2: Therapie bei Störungen der Okulomotorik

Beim Sehen von Doppelbildern, kann kompensatorisch eine Augenklappe helfen. Zur Verbesserung der fließenden Okulomotorik kann die sensorische Integrationstherapie gewählt werden. Okuläre Kontrolle steht für kompensatorische Augenbewegungen, die vom vestibulären System ausgelöst werden, um ein stabiles Blickfeld aufrechtzuerhalten. Die Spiele sollte in vier Stufen eingesetzt werden. Hierzu vier Beispiele:

- Patient sitzt auf dem Boden und wirft Gegenstände in einen Behälter.
- Patient sitzt auf dem Boden und wirft Gegenstände in einen Behälter der auf einer sich bewegenden Schaukel steht.
- Patient sitzt auf Schaukel, die sich bewegt und wirft Gegenstände in einen Behälter der auf dem Boden steht.
- Patient sitzt auf einer Schaukel, die sich bewegt und wirft mit dem Schaumstoffball Kinder ab, die sich im Kreis um die Schaukel bewegen.

Zu 3: Therapie bei Störungen der Objektwahrnehmung

Es wird empfohlen, bei einer Störung der bewussten Erfassung innerer und äußerer Eindrücke auf einer lokalen Analysefähigkeit aufzubauen. Aufgrund der Punkt zu Punkt Analyse, können dadurch viele Objekte erkannt werden. Dieses Suchtraining sollte gefördert werden um den Identifikationsprozess zu beschleunigen. Außerdem sollten beim Training darauf geachtet werden, dass Objekte eine bestimmte Ortszuweisung haben. Ein lebendiger Fisch befindet sich niemals in einer Schublade!

Zu 4: Therapie bei visuell-perzeptiven Störungen

Beim Necelct sollten sehr viele visuelle Reize eingesetzt werden. Neuste wissenschaftliche Erkenntnisse haben herausgefunden, dass zum einen das Training der Daueraufmerksamkeit die Neclect-Symptome reduziert zum anderen können optokinetische Stimulationen zu einer anhaltenden Verbesserung des Neclectphänomens führen. Das Computerprogramm Optokin 3 eignet sich hier am Besten für optokinetische Stimulation. Zudem helfen noch folgende Interventionen:

- Gezieltes Trainieren der betroffenen Körperseite im Hinblick auf Alltagsaktivitäten wie essen, anziehen oder kämmen
- Hinweisreize auf der betroffenen Seite wie eine farbige Linie am vernachlässigten Tischrand
- Systematisches Training von Augen- und Kopfbewegungen auf der vernachlässigten Seite
- Selbstinstruktionstechnik: Dabei gibt sich der Betroffene selbst den „Befehl", die vernachlässigte Seite zu berücksichtigen (z. B. „Beim Schreiben zuerst den linken Zeilenrand suchen")
- Technische Hilfsmittel: So können die Betroffenen ein kleines Gerät in der Tasche auf der vernachlässigten Körperseite tragen. Das Gerät sendet in unregelmäßigen Abständen einen Ton, den die Betroffenen mit der vernachlässigten Hand abstellen müssen
- spezieller Vibrator: Damit kann die Nackenmuskulatur auf der vernachlässigten Körperseite stimuliert werden. Experimente haben gezeigt, dass sich die Neglect-Symptome so manchmal reduzieren lassen
- spezielle Brillengläser (Prismengläser): Die Patienten tragen die Prismengläser während verschiedener Übungen. Diese Methode ist zwar noch in der Probephase, hat in ersten Studien aber gute Ergebnisse geliefert

Ist ein Auge schwächer, leidet die Raumwahrnehmung. Ein Sehtraining kann bei Menschen mit unterschiedlich guten Augen bereits nach wenigen Tagen das räumliche Sehen verbessern. Zu beachten ist, dass herkömmliche Verfahren (Augenklappe) lediglich das schwächere Auge fördern. Wichtig ist aber den Wettbewerb zwischen beiden Augen zu fördern. Auf diese Weise lernt das Gehirn, beide Augen eher als starke Organe zu behandeln - die Signale aus dem schwachen Auge gewinnen an Relevanz, während gleichzeitig die aus dem starken Auge zurückgestellt werden.

Es gibt zum gegenwärtigen Zeitpunkt keine etablierten systemischen Interventionsmaßnahmen, die bei einer Beeinträchtigung der Farbverarbeitung anzuwenden sind. Prinzipiell wäre aber ein Stimulationstraining denkbar.

Für die therapeutischen Ansätze sind die visuell-kognitiven und die visuell-räumlichen Störungen von besonderer Bedeutung.

Zu 5: Therapie bei visuell-kognitiven Störungen
Formen und Figuren

- Reha-Com, Trainingsprogramme (n. Leschnik, Reif und Petermann, Reha-Com)
- Figur-Grund-Unterscheidung (n. Leschnik, Reif und Petermann, Reha-Com)
- Objektkonstanzleistungen (n. Leschnik, Reif und Petermann, Reha-Com)

Zu 6: Therapie bei visuell-räumlichen Störungen
Die Therapiemöglichkeiten bei visuell-räumlichen Störungen werden in Tab. 7.2 kurz aufgelistet.

Kritik zu den Trainingsprogrammen
Alle Trainingsprogramme (PC und Bücher) trainieren nicht die einzelnen Komponenten sondern alle Bereiche der visuell-kognitiven und visuell-räumlichen Wahrnehmung. Deshalb scheint es sinnvoll, diese 4 Programme nach den o.g. Störungen zu sortieren und die einzelnen Übungen zuzuordnen.

Zu 7: Therapie bei Störung der Bewegungswahrnehmung
Die Empfehlungen hängen davon ab, in welcher Geschwindigkeit der Patient erkennen kann und ob verschiedene Bewegungsrichtungen kombiniert werden können. Bei stärkeren Einschränkungen, sollte die auditive Wahrnehmung mit einbezogen werden. Der Außenraum sollte dann mehr über die Halsmuskulatur erfasst werden, in Form verstärkter Kopfbewegungen. Bei einem Gesichtsfeldausfall sollten die Augen- und Kopfbewegungen in die kontraläsionale Richtung den Raum erfassen.

Tab. 7.2 Therapie von visuellen-räumlichen Leistungen. (Eigene Darstellung an Anlehnung nach Niedeggen 2005)

Visuelle Fähigkeit	Therapie
Visuell- räumliche perzeptive Leistungen: • Positionsschätzung • Abstandschätzung • Winkelschätzung • Größenschätzung	• PC- Verfahren (z. B. Reha-Com) • Trainingsprogramm (n. Petermann)
Räumlich kognitive Leistungen	• PC- Verfahren (z. B. Reha-Com) • Trainingsprogramm (n. Petermann)
Räumlich- konstruktive Leistungen	Trainingsprogramm (n. Petermann)
Räumlich topografische Leistung	Noch kein Verfahren entwickelt

Partizipative Therapie

Um das Eingebundensein zu erleichtern, sollten folgende Empfehlungen gegeben werden:

1. Aufklärung aller Beteiligten über das Krankheitsbild
2. Hilfsmittel anbieten zur schnellen Kompensation
3. Assistenten an die Seite stellen (Ergotherapeuten, Sonderpädagogen, etc.)

Therapieziele überprüfen

- Retest: Nur die Subtests die 2 Standardwerte unterhalb dem Leistungsniveau liegen
- Abschlussgespräch mit den Eltern (Performance und Grad der Zufriedenheit mit COPM-Bogen erfassen)
- Selten wird ein Kind symptomlos aus der Therapie entlassen (das Gehirn braucht 3–4 Monate Zeit für die Vernetzung der Alltagsintegration)

Was Sie aus diesem essential mitnehmen können

- Die theoretischen Grundlagen und Entwicklungsstufen zur visuellen Wahrnehmung sind nach dem heutigen Wissensstand ausreichend definiert.
- Für die visuelle Entwicklungsstörungen als nonverbale Lernstörung, müssen in die kommende ICD-11 und dem multiaxiale Klassifikationsschema noch aktuelle wissenschaftlich fundierte Erkenntnisse mit aufgenommen werden.
- Das hypothetisch-deduktive Clinical Reasoning eignet sich sehr gut, für den Aufbau einer therapeutischen Diagnose dieser umschriebenen Entwicklungsstörungen.
- Die therapeutische Diagnose bietet zugleich ausreichende Interventionsmöglichkeiten bei einer visuellen Wahrnehmungsstörung.

© Der/die Herausgeber bzw. der/die Autor(en), exklusiv lizenziert durch
Springer Fachmedien Wiesbaden GmbH, ein Teil von Springer Nature 2020
A. Leschnik, *Visuelle Wahrnehmung*, essentials,
https://doi.org/10.1007/978-3-658-30877-3

Anhangsverzeichnis

Formular 1: Adaptierter COPM-Bogen für die Fachbereiche Pädiatrie und Kinder und Jugendpsychiatrie

____   ____/____/_______

Patient   Geburtsdatum

__________________________ ____/____/_______   ____/____/_______

Versicherungsnummer   Rezeptdatum   Anamnesedatum

Narratives Interview:

____

____

____

____

____

____

____

____

____

____

____

____

____

____

____

____

Selbstversorgung:

1. Eigene körperliche Versorgung (z. B. Anziehen, Waschen, Hygiene, Essen)

Wie
wichtig?

_______________________________________ ☐

_______________________________________ ☐

_______________________________________ ☐

2. Motorik, Wahrnehmung, Konzentration (z. B. Grob- und Feinmotorik)

_______________________________________ ☐

_______________________________________ ☐

_______________________________________ ☐

3. Reglung persönlicher Angelegenheiten (z. B. Pünktlichkeit, Schulweg)

____ ☐

____ ☐

____ ☐

Produktivität:

4. Leistungsstand (z. B. Noten, Fächer)

____ ☐

____ ☐

____ ☐

5. Haushaltsführung (z. B. Aufräumen, Ordnung)

____ ☐

____ ☐

____ ☐

6. Spiel/Schule (z. B. Spielen, Hausaufgaben)

____ ☐

____ ☐

____ ☐

Freizeit:

7. Ruhige Erholung (z. B. Hobbys, Basteln, Lesen)

8. Aktive Freizeit (z. B. Sport, Ausflüge, Reisen)

9. Soziales Leben (z. B. Verhalten zu andern Kindern/Erwachsenen)

Sonstiges:

Ziele in der Therapie:

| | | Perf. | Zufr. | Perf. | Zufr. | DiffP. | DiffZ. | B. |

1. ___________________________

2. ___________________________

3. ___________________________

4. ___________________________

5. ___________________________

Durchschnitt

Datum:

Bewertungs-skala:			
Wichtigkeit	Wie wichtig ist Ihnen die Tätig-keit wieder zu können?	1 = unwichtig	10 = sehr wichtig
Performanz	Wie gut können Sie diese Tätig-keit im Moment ausführen?	1 = nicht gut	10 = sehr gut
Zufriedenheit	Wie zufrieden sind Sie mit der Ausführung dieser Tätigkeit?	1 = nicht zufrieden	10 = sehr zufrieden

Formular 2: Fragebogen zur Erfassung von visuellen Wahrnehmungsstörungen F81.9

Liebe Eltern, Lehrer und Pädagogen. Sie helfen uns bei der Diagnostik des u.g. Kindes, wenn Sie nachfolgende Fragen beantworten.

Name, Vorname:___________________________**Alter:**___________

Dieser Bogen wurde ausgefüllt von:

O Eltern   O Erziehern   O Lehrern   O Pädagogen   O sonstige:___________________

	1. Basisleistungen	Ja	Nein
	Periphere Sehschärfe		
01	Hat Ihr Kind eine Kurzsichtigkeit?		
02	Hat Ihr Kind eine Weitsichtigkeit?		
	Zerebrale Sehschärfe		
03	Ist Ihr Kind beeinträchtigt in der Konturenbildung von Buchstaben, Bildern und Gegenständen?		
	Kontrastempfindlichkeit		
04	Schriften und Bildmaterialien können bei geringerem Kontrast nicht gesehen werden		
	Hell- Dunkeladaption		
05	Hat Ihr Kind ein übersteigertes Blendungsgefühl?		
06	Benötigt Ihr Kind einen vermehrten Beleuchtungsbedarf?		
	2. Okulomotorik		
07	Sieht Ihr Kind Doppelbilder?		
08	Sieht Ihr Kind Objekte die ruhig stehen in Bewegung?		
09	Hat Ihr Kind eine Neigung zum Fallen?		
10	Hat Ihr Kind häufig Schwindelanfälle?		
	3. Objektwahrnehmung		
	Formgnosie		
11	Werden Krümmungen und Flächenausdehnungen von Ihrem Kind falsch erkannt?		
	Lokale Elemente		
12	Analysiert Ihr Kind eine Figur Punkt für Punkt		
	Simultangnosie		
13	Hat Ihr Kind Schwierigkeiten separate Objektteile (Puzzle) zu integrieren?		
	Objektzentrierte Repräsentationen		
14	Hat Ihr Kind Schwierigkeiten mental Objekte rotieren zu lassen?		
	Erkennen von Objekten		
15	Erscheinen Ihrem Kind Funktionen von Alltagsobjekten unbekannt?		
	4. Farbwahrnehmung		
16	Hat ihr Kind eine Farbfehlsichtigkeit?		

17	Hat Ihr Kind eine Farbenblindheit?		
	5. Visuell räumliche perzeptive Leistungen		
18	Hat Ihr Kind Schwierigkeiten beim Abschätzen von Positionen (z. B. greift vor oder hinter einem Gegenstand)		
19	Hat Ihr Kind Schwierigkeiten beim Abschätzen von Abständen (z. B. Treppentiefe einschätzen, Bürgersteigkante)?		
20	Hat Ihr Kind Schwierigkeiten beim Abschätzen von Winkeln (z. B. greift neben dem Gegenstand)?		
21	Hat Ihr Kind Schwierigkeiten Größen einzuschätzen (z. B. füllt zu wenig oder zu viel Wasser in ein Glas)?		
	Visuell-räumlich-kognitive Leistungen		
22	Kann Ihr Kind nach Bauplänen etwas zusammenbauen (Lego etc.)		
	Räumlich-konstruktive Leistungen		
23	Hat Ihr Kind Schwierigkeiten beim Zeichnen, Malen und beim Schreiben?		
22	Hat Ihr Kind Schwierigkeiten beim Basteln, Puzzeln und beim Bau mit Lego?		
23	Hat ihr Kind Schwierigkeiten beim Wechseln der Kleider, beim Schuhe binden, mit Seilen spielen, Schultasche packen und Zimmer aufräumen?		
	Visuell-räumlich-topografische Leistungen		
24	Hat Ihr Kind Schwierigkeiten sich in Räumen und Orten zu orientieren?		
25	Verläuft sich Ihr Kind oft und findet sich an Orten nicht zurecht?		
	6. Visuell-kognitive Leistungen		
26	Erkennt Ihr Kind gut Formen und Figuren wieder?		
27	Kann Ihr Kind gut eine Figur vor einem Hintergrund unterscheiden z. B.: • Mag es Wimmelbücher gerne • Findet es den passenden Legostein in der Kiste • Greift es zielgerichtet in der Besteckschublade nach dem gesuchten Gegenstand?		
28	Benennt Ihr Kind Objekte immer mit dem gleichen Namen (z. B. Quadrat bleibt Quadrat und ist kein Rechteck, Vase ist keine Flasche)?		
	7. Bewegungswahrnehmung		
29	Kann Ihr Kind schnell Objekte erkennen?		
30	Kann Ihr Kind verschiedene Bewegungsrichtungen koordinieren?		

Ergänzungen

Literatur

Ayres, A.J. (1989). SIPT Sensory Integration and Praxis Tests. Göttingen: Hogrefe.

Babtiste, S., Carswell, A., Law, M., McColl, M.A., Polatajko, H., Pollock, N. (2020). COPM Canadan
Occupational Performance Measure. Idstein: Schulz Kirchner.

Badura, B., Siegrist, J. (2020). Evaluation im Gesundheitswesen. München: Juventa.

Beanamy, B.C. (1996). Developing Critical Reasoning Skills: Strategies for the Occupational Therapists. San Antonio: Therapy Skill Builders.

Benesch, M., Raab-Steiner E. (2012). Der Fragebogen. Wien: Facultas.

Bierbaumer, N., Schmidt, R.F. (2003). Biologische Psychologie. Heidelberg: Springer.

Broschmann, D., Kuchenbecker, J. (2016). Tafeln zur Prüfung des Farbensinnes. Stuttgart: Thieme Verlag.

Bundy, A.C., Fisher, A.G., Murray, E.A. (2018). Sensorische Integrationstherapie. Heidelberg: Springer.

Büttner, G., Dacheneder, W., Schneider, W., Weyer, K. (2008). FEW-2 Frostigs Entwicklungstest der visuellen Wahrnehmung. Göttingen: Hogrefe.

Deutsch, G., Springer, S.P. (1989). Links- Rechts- Gehirn. Heidelberg: Spektrum.

DIMDI (2020). ICD-10 GM. https://www.dimdi.de/static/de/klassifikationen/icd/icd-10-gm/kode-suche/htmlgm2020/ Zugegriffen: 26.05.2020.

DIMDI (2005). ICF. https://www.dimdi.de/static/de/klassifikationen/icf/icfhtml2005/ Zugegriffen: 26.05.2020.

Esser, G., Petermann, F. (2010). Entwicklungsdiagnostik. Göttingen: Hogrefe.

Etrich, K.U. (2000). Entwicklungsdiagnostik im Vorschulalter: Grundlagen- Verfahren- Neuentwicklungen- Screenings. Göttingen: Hogrefe.

Feiler, M. (2019). Professionelle und klinisches Reasoning in der Ergotherapie. Stuttgart: Thieme.

Hasomed (2019). Reha-Com 6.9. Magdeburg: Hasomed.

Heubrock, D., Eberl, I., Petermann, F. (2004). ATK Abzeichentest für Kinder. Göttingen: Hogrefe.

Higgs, J., Jones, M.A. (2008). Clinical Reasoning in the Helth Professions. Oxford: Butterworth Heinemann.

© Der/die Herausgeber bzw. der/die Autor(en), exklusiv lizenziert durch
Springer Fachmedien Wiesbaden GmbH, ein Teil von Springer Nature 2020
A. Leschnik, *Visuelle Wahrnehmung*, essentials,
https://doi.org/10.1007/978-3-658-30877-3

Hollenweger, J., Kraus de Carmargo, O. (2013). ICF-CY: Internationale Klassifikation der Funktionsfähigkeit, Behinderung und Gesundheit bei Kindern und Jugendlichen. Göttingen: Huber.

Jessell, T.M., Kandel, E.R., Schwartz, J.H. (2012). Neurowissenschaften. Eine Enführung. Berlin: Spektrum.

Jörgens, S., Niedeggen, M.(2005). Visuelle Wahrnehmungsstörungen. Göttingen: Hogrefe.

Kallus, K.W. (2010). Erstellen von Fragebogen. Wien: Falcultas.

Kandel, E.R., Squire, L.R. (2000). Gedächtnis. Heidelberg: Spektrum.

Kiphard, E.J. (2014). Wie weit ist ein Kind entwickelt? Eine Anleitung zur Entwicklungsüberprüfung. Dortmund: verlag modernes lernen.

Klemme, B., Siegmann, S. (2014). Clinical Reasoning. Leibzig: Thieme.

Knievel, J., Petermann, P., Tischlert, L. (2010). Nichtsprachliche Lernstörung. Göttingen: Hogrefe.

Largo, R.H. (2019). Babyjahre. München: Piper.

Leschnik, Andreas (2010). Trainingsprogramm für Kinder mit visuellen Wahrnehmungsstörungen. Dortmund: verlag modernes lernen.

Lichtenauer, N., Reif, M. (2018). Adlerauge Anyel: Neuropsychologisches Trainingsprogramm zur Förderung der visuellen Wahrnehmung bei Kindern 5–9 Jahren. Göttingen: Hogrefe.

Margraf-Stikrud, J. (2003). Entwicklungsdiagnostik. Bern: Huber.

Muth-Deidl, D., Petermann, F. (2008). Training für Kinder mit räumlich-konstruktiven Störungen. Göttingen: Hogrefe.

Netter, F.H. (1987). Nervensystem I und II. Stuttgart: Thieme.

Paulig, M., Prosiegel, M. (2002). Klinische Hirnanatomie. München: Pflaum.

Petermann, F. (1998). Methodische Grundlagen der Entwicklungspsychologie. Weinheim: Psychologie Union.

Petermann, F., Rudinger, G. (2002). Quantitative und qualitative Methoden in der Entwicklungspsychologie. Weinheim: Psychologie Union.

Petermann, F., Macha, T. (2005). Psychologische Tests für Kinderärzte. Göttingen: Hogrefe.

Petermann, F., Macha, T. (2008). Entwicklungsdiagnostik. Göttingen: Hogrefe.

Poustka, F., Remschmidt, H., Schmidt, M. (2017). Multiaxiales Klassifikationsschema für psychische Störungen des Kindes- und Jugendalters nach ICD-10. Göttingen: Hogrefe.

Preier, M. (2016). Optokin 3. Bischberg: Neurosoft.

Pschyrembel, W. (2017). Klinisches Wörterbuch. Berlin: de Gruyer.

Schuntermann, M.F. (2018). Einführung in die ICF. Landsberg: Ecomed.

Stich, H. (2009). Teilleistungsstörungen bei Einschulkindern. Kinder- und Jugendmedizin 2009.

Treismann, A., Julesz, B. (1987) Merkmale und Gegenstände in der visuellen Verarbeitung. Heidelberg: Spektrum der Wissenschaft.

Vester, F. (1998). Denken, Lernen, Vergessen. München (dtv) 1998.